Mamzelle Angie

Bye-Bye Sugar!

Mamzelle Angie

Bye-Bye Sugar!

Je te quitte, doucereux compagnon

Éditions Vie

Imprint
Any brand names and product names mentioned in this book are subject to trademark, brand or patent protection and are trademarks or registered trademarks of their respective holders. The use of brand names, product names, common names, trade names, product descriptions etc. even without a particular marking in this work is in no way to be construed to mean that such names may be regarded as unrestricted in respect of trademark and brand protection legislation and could thus be used by anyone.

Cover image: www.ingimage.com

Publisher:
Éditions Vie
is a trademark of
International Book Market Service Ltd., member of OmniScriptum Publishing Group
17 Meldrum Street, Beau Bassin 71504, Mauritius

Printed at: see last page
ISBN: 978-620-2-49556-1

Mamzelle Angie

BYE-BYE SUGAR !

Je te quitte, doucereux compagnon…

Je n'aurais pas même osé espérer tant de changements dans mon corps, dans ma tête et dans mon assiette la première fois que je l'ai contactée...

Je n'imaginais pas pousser la porte d'un monde nouveau en entrant dans son cabinet...

Pourtant, quand j'ai rencontré « MA » nutritionniste, j'étais face à une fée qui m'a réappris à me tenir debout. Elle m'a guidée et soutenue dans ce difficile parcours libérateur...

BILAN DU DESASTRE

CHOCOLAT

Certains trouvent les bébés filles dans des roses, d'autres trouvent les bébés garçons dans des choux, mes parents, eux, m'ont certainement trouvée dans un sucrier !

Les poussins cassent leur coquille et, curieux de découvrir le monde, la laisse là et l'oublie. Moi, arrivée dans ce monde étrange et immense, j'ai préféré la garder tout près et, avec une facilite sans originalité, je l'ai consolidée au fil du temps avec le chocolat.

Du bon gros chocolat bien crémeux évidemment...

Celui qui colle aux dents, qui fond tout doucement et qui laisse le temps comme suspendu...
Celui qu'on ajoute au chariot de courses sans la moindre hésitation.
Celui qui arrive rarement entier jusqu'à la maison et ne retourne jamais dans le placard une fois entamé.
Celui que j'essayerai d'amadouer, de contourner, d'oublier.
Cet amant maudit que j'ai dans la peau, sous la peau, plein le corps.
Ce truand sous son papier d'argent qui m'entourloupe et m'engraisse.

Celui dont tous les différents costumes savent m'intriguer, me charmer, me faire succomber.

Celui que j'ai honoré, décrié, admiré ou caché.

Celui qui fait fondre mon cœur, ma détermination, ma crédibilité, mais jamais mon corps.

Celui qui me console des douleurs qu'il alimente.

Celui dont je dépends à force de lui avoir donné tant de place.

Celui que je déteste ! Avec lequel je me déteste ! Celui qui arrive à me donner honte par le simple fait de le laisser m'accompagner...

Dans un moment tranquille, installée dans un cocon.

Dans une colère bouillonnante cherchant l'apaisement.

Dans un joyeux moment de partage.

Dans un solitaire moment d'angoisse.

Dans la poche, impatiente ou dans la bouche, soulagée.

Dans une absence, fière et vide à la fois.

Dans une présence, qui s'engloutie aussitôt.

Même lorsque la culpabilité lui donnera mauvais goût et jusqu'à ce que les restes d'un goûter m'écœurent au dégoût.

Mais là, toujours, pour juste un peu de douceur hors du temps...

LA GROSSE

Enfant « bien dodue » puis en « pleine forme (s !), j'ai grandi avec de bonnes joues jusqu'à devenir « la grande ». oui mais laquelle ? LA GROSSE !

Certes, gênée d'être la grande-grosse, mais ne pouvant rien faire pour la hauteur j'ai longtemps rien fait non plus pour la largeur...

Dans un état des choses plutôt constant, je ne me souviens pas exactement lorsque ça a vraiment empiré...

Même si quelques phrases m'ont choquée plus que d'autres quand est-ce que j'ai vraiment essayé de changer ??

Quand j'ai entendu pour la millième fois des filles parler de leurs problèmes de poids et me dire que « toi t'es grande c'est pas pareil » ?

Quand j'ai regardé ces bandes de copines dans les rues, et ressemblant toujours à la plus grosse ?

Quand j'ai commencé à m'intéresser aux garçons qui préféraient faire des confidences à « leur bonne copine » ?

Quand les hommes ont commencé à m'approcher parce que les grosses sont tellement moins chiantes ?

Quand l'effort d'un escalier fait tourner la tête ?

Quand on a peur de tomber car personne ne pourra nous porter ?

Quand la confiance a disparue plus facilement que ce corps qu'on n'arrive pas à cacher vraiment ?

Et puis j'ai enfin découvert le sport. Le vrai. Celui dont on a envie, celui qui oxygène, celui qu'on rejoint avec le sourire !

J'ai enfin porté des baskets POUR FAIRE DU SPORT. Mais là, j'ai eu droit à toute une nouvelle gamme de « gentillesses » :

- Comme t'es sportive, ce n'est pas grave si t'es grosse !

-Mais t'es ossue c'est pour ça que tu pèse plus lourd ! heu... T'as pas de squelette toi ??? Déjà que t'as pas de cerveau apparemment !... Au passage, pour info, le squelette d'un adulte pèse aux alentours de trois kilos...

Aussi bête que si le foot était pour les garçons et la danse pour les filles, il y a des limites que « on » pose pour les gros.

« Fais pas du vélo, t'as l'air d'un crapaud sur une boîte d'allumettes ! » Alors que les cyclistes deviennent minces justement parce que le vélo demande un effort constant qui sollicite tout le corps.

« Nage pas tu vas couler » alors que le corps se délie dans l'eau qui pacifie les mouvements de ce véhicule encombrant et allége le poids des tracas.

Si vous aimez un sport, si vous souhaitez essayer quelque chose, surtout allez-y ! Oui ! Enfin un bout de bonheur sans calorie !!

LA GRANDE

Tout le monde rêve de sortir du lot, devenir unique. Etre plus, être mieux. Cette quête, d'une effrayante attraction, nous libère des difficultés... ou alors nous incite à nous cacher.

Qu'elle que soit l'idée que la société ait d'une norme, c'est toujours, d'abord une épreuve de s'en écarter.

J'avais peut-être entamé ma croissance avec plus d'entrain que d'autres oui, mais, ne vous inquiétez pas, j'ai vite équilibré « ma chance » en normalisant ma différence par une rassurante épaisseur. J'ai donc foncé bouche ouverte sur toutes les gourmandises de la vie pour mieux faire partie du décor.

Haute de 170cm je suis donc devenue au fil du temps, la grande qui-va-pas-nous-prendre-la-tête-avec-son-poids-puisqu'au-moins-elle-est-grande, la grassouillette, la dodue, et d'autres termes encore plus affectueux que vous connaissez sûrement, selon l'humeur de l'interlocuteur...

Pourtant c'est bien pratique d'être un peu plus haute que trois pommes !

Pour poser sa tête sur l'épaule des hommes d'aujourd'hui on n'a pas besoin d'échelle au moins.

Même un peu trop épaisse, on reste encore plus haute que large ouf !

Quand on aime la moto on n'est pas limité pour piloter le modèle qui nous plait vraiment.

Et puis, adulte, être une femme de 1m70 ce n'est pas rare. Mais ne pas en être une grosse c'est différent, ça laisse une trace sur la rétine. La différence, quand elle bien vécue, distribue même des sourires.

D'ailleurs, souvent une « belle femme » est quelqu'un qu'on imagine élancée ! Haute! Pleine d'assurance ! Qu'on croirait même capable d'avoir accès aux nuages…

Mais on s'accorde à ce qu'elle soit sotte évidemment ! La jalousie pousse à croire qu'elle ne pourrait être aussi bien servie pour sa taille et pour sa tête...

Et puis un jour on croise quelqu'un de « encore plus grand ». Pas une créature de podiums, une vraie personne, et quand on prend le temps de discuter un peu on se rend bien compte que c'est un être comme les autres !

Poli, sympa, peut-être un peu sur ses gardes, en attente de la « blague » habituelle... une personne comme nous quoi !!

A partir de quel moment est-on devenu assez grand pour choisir vraiment d'être heureux ?

TROP

Dans les méandres de la vie, lorsque je rencontre quelqu'un qui se nourrit d'alcool comme je me nourris de sucre, c'est un choc.

Mesurer tout ce chocolat qui m'accompagne, l'engloutir par tablette, ou l'attendre à en perdre la tête...

C'est la première fois où je vois vraiment qu'il y a un problème !

Je m'éloigne alors des sucreries, en tout cas j'essaye, puis j'y replonge frénétiquement. C'est si facile de s'en passer pourtant !... jusqu'à la fois suivante...

Les quantités ingurgitées en auraient stoppé plus d'un car je les voyais bien ces regards curieux, choqués ou même méprisants...

Je voyais bien que « personne n'agit comme ça » et que « c'est pas très correct tout ça » mais dans ces cas là, je prenais bien soin de rassurer mon étrange ami en en mangeant joyeusement une autre part !!

Consciente du malaise induit par mon comportement en public, la culpabilité commence à s'installer et avec elle, je découvre le mal-être ainsi que les difficultés de la dépendance...

Quand on connait les magasins ouverts tard, ceux qui ouvrent tôt et par cœur les horaires du dimanche...

Quand on sait quel magasin a tel article que l'on aime ou qu'on va en courses tel jour, juste après la livraison.

Lorsqu'on se trouve des excuses, avec dévouement, pour faire plaisir aux autres, en partageant ses caprices.

Quand on se retrouve complètement déstabilisé d'incompréhension devant quelqu'un qui n'aime pas ou juste n'en veux pas !

A-t-on déjà eu le temps d'y songer seulement, avant d'avoir fini la tablette ?

S'est-on même déjà demandé si on en veut ??

Lorsque dans la nuit, on sort apaiser la nécessité.

Quand parfois l'idée seule fait saliver et permet de patienter un peu.

Quand la seule fin possible vient de l'extérieur car on aura la place et le geste tant qu'il y en aura là.

C'est même exactement la plus grande difficulté des problèmes alimentaires : on ne peut pas sortir définitivement de sa vie tout ce qui se mange.

Oserait-on demander de « juste allumer » toutes les cigarettes des fumeurs qu'il croise à quelqu'un qui veut se libérer du tabac ???

OUPS

Il y a presque dix ans déjà, alors que je venais de commencer un nouveau travail, je suis tombée malade.

J'avais rapidement pris beaucoup de poids depuis ma rencontre avec les distributeurs de bonbons...

Comme beaucoup de femmes je prenais depuis un moment un contraceptif hormonal sans le moindre souci.

Pourtant mon corps n'a plus été capable de gérer les fluctuations que je lui imposais. J'ai été hospitalisée. Et c'est là que j'ai rencontré un dé-li-ci-eux docteur, diplômé en relations humaines, c'est certain !

Je me souviens de chacun de ses mots :
« Vous êtes trop grosse ! Vos hormones circulent mal car il y a trop de graisse ».

Sonnée par les restes d'anesthésie autant que par les antidouleurs, cette phrase a longtemps résonnée en moi...
Comme un appel au secours sorti du fond de moi-même...

Pendant ma convalescence j'ai pu faire le point sur mon fonctionnement et le repos imposé à mon corps m'a permis de prendre le temps de l'entendre hurler : « Bouge fille, bouge !! ».

J'ai acheté une paire de baskets, je me suis abonnée à la gym quotidienne, et je me suis significativement éloignée des distributeurs.

Merci jeunesse, d'accorder plus d'efficacité aux efforts que de méfiance au chocolat ! En effet, j'avais alors 25 ans, pleine de graisse et pleine d'optimisme, j'ai donc réussi à brûler 15 kilos en six mois !!!

On peut rester pessimiste, ce n'est pas tant que ça 15kg « pour tous les efforts fournis » ! Ou alors « par rapport à tous ceux qui me gênent de plus » !

Ok, d'accord ! Mais ça fait combien de temps qu'ils vous embêtent, vous, vos 15 voir 20 ou 30 kilos de plus hein ? Plus de six mois j'imagine....

Sachant que un kilo de graisse corporelle correspond à peu près à 7700 calories. J'ai donc usé l'équivalent de 115 500 calories sur six mois donc 650 par jour....

Puisque 100g de bonbons correspond a environ 500 calories, on peut donc imager que j'ai retiré un sachet de bonbons de mes hanches chaque jour !!!!

Trois grosses cuillères de graisse pure que j'ai ôtée de mon enveloppe corporelle chaque semaine....

Satisfaite, je range alors balance et baskets !

OUI MAIS NON

Je change bientôt de poste. Des horaires plus réguliers, de nouveaux collègues qui ne me connaissaient pas « grosse », tout cela me donne envie de prendre soin de moi.

Je remonte donc sur ma balance et découvre la vilaine erreur que c'était d'avoir laissé la poussière décorer mes baskets !

En effet, j'ai repris déjà cinq des kilos laborieusement usés ! Vite ! Se réveiller avant que ça n'empire !

Je fais tourner assidûment mon vélo mais l'aiguille de la balance refuse de descendre !

Les années passées ralentissent également l'efficacité de mes efforts j'imagine...

J'ai beau tourner le problème dans tous les sens, je dois bien admettre que c'est très « simple » ! Je dois modifier mon alimentation !

Évidemment ! Si je mange n'importe quoi et n'importe quand, tout le sport que je pourrais faire ne me fera pas maigrir pour autant !

Facile !!

Si si !!

Oui, c'est ça ! Facile, à table, c'est vrai ! Mais les restrictions de l'assiette sont vite anéanties par les goûters largement trop riches !

Je m'organise insidieusement pour que ma journée soit rythmée par la distance qui me sépare des distributeurs que j'ai retrouvés…

Sachant qu'à telle heure je me trouve à tel endroit, où il y a telle friandise, je fais en sorte d'avoir le temps d'aller en chercher.

Sachant que là où je vais aujourd'hui il n'y a pas d'accès, je fais mes provisions avant, même si la plupart du temps, j'engloutis tout quasiment dans l'instant.

Sachant que j'ai une pause longue à tel endroit quel est le magasin le plus proche encore ou déjà ouvert ?

Devenue plus précise qu'un limier, sûre de ma proie, mon cœur bat plus fort au fur et à mesure que je m'approche du butin, mon corps est prêt a atteindre son but, sous quelque prétexte que ce soit...

Je ne suis pas capable, seule, d'être plus forte que lui, de réagir plus et surtout mieux...

Je dois trouver une aide extérieure pour me réparer...

HELP

J'ai d'abord eu le numéro d'une psy « formidable » qui a fait des merveilles avec une de mes collègues. Mais nous sommes chacun uniques et telle personne qui conviendra parfaitement pour l'un ne sera pas forcément aussi efficace avec un autre...

Moi, je n'avais pas les mots pour formuler mon mal-être alors comment aurais-je pu lui en parler ?...

Ensuite, j'ai pris en compte les conseils des diététiciennes de mes frangines, soit « il ne faut pas ! » soit à vous goinfrer de riz d'un air hautain afin de se caler la faim, super !!

Méthodes très efficaces pour éviter les sucreries évidement ! Pour ce qui est de la balance...

Mais, enfin, je l'ai clairement compris, mon rapport à la nourriture est bizarre et ne convient pas à mon corps !

Maintenant où aller ?

Qui contacter ?

Où chercher ?

Je ne sais pas du tout...

En raison de nos histoires, de nos peurs, de nos victoires, de nos capacités personnelles, les thérapeutes peuvent paraître trop distants ou trop curieux, intrusifs ou hautains selon chacun.

Il ne faut pas craindre de perdre du temps pour trouver la main tendue que l'on acceptera avec confiance, dans une relation en équilibre.

Ce n'est pas parce que notre problème nous englouti entièrement qu'il nous définit complètement.

Alors J'attends que la bonne personne me tombe du ciel...

TOC TOC TOC

Dans une file de feu rouge, je m'arrête plusieurs jours de suite a hauteur d'une plaque qui attire mon attention : « Nutritionniste holistique ».

Grâce à une curiosité avide de compréhension ma vie va devenir meilleure mais je ne le sais pas encore...

Pleine d'espoir mais sans conviction, si pressée mais sans attendre de miracle, je prends rendez-vous...

Envie de donner à quelqu'un toute la confiance que je ne m'accorde plus.

Faire gérer par quelqu'un d'autre tout ce poids qui m'insupporte.

Demander de l'aide lorsque le problème devient trop gros.

Oser appeler au secours quand le miroir est devenu trop lourd.

Quand on se sent dans une impasse. Que l'on tourne en rond comme une bille, que l'on ressemble à un ballon et qu'on commence à perdre la boule...

Certains disent que d'identifier un problème et accepter de le considérer comme tel c'est déjà la moitié du chemin parcouru. Ouf ! J'ai déjà fait la moitié !!

A ce moment là, je ne savais pas exactement à quoi m'attendre, je me sentais au bout de mes capacités personnelles et à la fin d'un chemin unique. Devant une intersection mais pleine d'interrogations, et de contradictions...

Vais-je continuer à butter contre ce mur de fierté encombrant qui ne mènera qu'à ma perte ?

Vais-je enfin trouver les conseils avisés dont seul un regard neuf pourrait être gorgé ?

Il me faut forcément des indications innovantes car j'ai tout testé, absolument tous les moyens qui m'avaient été rendus accessibles jusque là !

C'est dans cet état d'esprit que je me suis présentée devant cette dame :

Un p'tit bout de femme d'une vivacité lumineuse !

Dynamique mais pas agitée.

Menue mais pas frêle.

Rayonnante mais pas hautaine.

Quelqu'un qui enfin m'a dit oui. Oui, je t'écoute. Oui, j'identifie ton problème. Oui, je peux t'aider. Oui, je veux essayer.

Oui à la vie !

Oui au soleil !

Un grand bol d'air frais sur mes tracas !

Enfin !

Là, déjà, j'aurais dû me douter qu'elle avait des secrets dans son chapeau ! Pourtant, ensevelie dans mon mal-être, ce n'est que bien plus tard pourtant que j'ai osé le voir.

CALMER LE CORPS

OUVRIR LA PORTE

Au début tout semble facile, sur le papier. De nouvelles informations, des données différentes et la nouveauté boostent la motivation, la motivation gonfle l'espoir, l'espoir avive la volonté, la volonté est vivifiée par ce vent frais !!

Mais la balance n'est pas aussi coopérative. Elle, ne mesure que les actes concrets...

Après le premier rendez-vous avec cette nutritionniste, moi aussi je lui ai dit oui. Oui j'accepte votre aide. Oui, je veux changer. Oui je veux oser y croire encore.

Pourquoi je lui ai fait confiance ?

Pourquoi je l'ai cru ?

Pourquoi je lui ai parlé à elle ?

Pourquoi je ne lui mens pas ?

Parce qu'elle me parle.

Parce qu'elle me parle de moi

Parce qu'elle parle avec moi de ce corps que je ne supporte plus.

Parce qu'elle me parle sans me juger, sans me scruter, sans me rabaisser, sans me toucher.

Parce qu'elle prend en compte mon état de santé général autant que celui de mes cellules.

Parce qu'elle m'a regardé en dedans.

Parce qu'elle m'a fait comprendre que ce corps n'est pas que « à moi », mais aussi que c'est «pour moi »...

Parce qu'elle ne minimise pas mes difficultés, mais ne cherche pas à me consoler.

Parce qu'elle ne soupire pas devant les dégâts et me pousse à faire ma part.

Même quand je la choque je ne lui fais pas peur !

Même quand j'ai peur elle reste généreuse !

Même si l'absurdité de mes comportements alimentaires la laisse parfois sans voix, elle reste bienveillante !

Nous avons beaucoup communiqué par mails. Cela m'a permis de constater les dégâts, mesurer les petits pas, et de ne pas me sentir seule dans les méandres d'un labyrinthe que j'avais soigneusement érigé en tablettes et en biscuits...

UN MOIS DE JUIN « ORDINAIRE »

« Je me suis pesée avant de partir au vélo ! C'est bon pour les jambes ! Quand le chiffre augmentait je me punissais à pédaler plus fort mais maintenant qu'il commence à descendre ça me donne des ailes ! Je viens de rentrer ! Crevée, mais soulagée par l'effort ! »

« J'ai une copine qui m'a demandé ce matin si chaque jour, une demi-heure de gym suffisait pour changer les choses ? Je lui ai répondu, très gentiment n'est-ce pas (évidement car les critiques sur ce sujet ne me mettent absolument pas sur les nerfs !) qu'elle met moins de temps pour manger un croissant chaque jour et qu'en faisant ça elle verrait aussi très vite une différence ! »

« Au goûter j'ai pris un gâteau qu'un collègue avait amené, mais je l'ai pas terminé c'était un peu trop sableux à mon goût. Et plus tard, alors que la boite « trainait » sous mes yeux, ok j'aurai pu m'en aller mais en fait j'en ai mangé plusieurs... et j'ai été bien punie ! Des crampes d'estomac tout l'après-midi ! »

«   J'ai fais les courses aujourd'hui, j'ai pris toute la liste et pas de bonbons ouf ! Quelques fruits en gourmandise juste... »

«   Il est très tôt, pourtant j'ai déjà englouti un paquet de bonbons. Je ne me sens pas bien, ni dans mon corps, ni dans ma tête. Je me sens triste d'autant plus après cette douce fierté des derniers jours 'comme il faut'. Je me ressaisi tout de suite pour faire en sorte que ça ne dégénère pas sur ma journée mais je trouve que c'est bien facile à dire le bidon plein...»

«   Pour me faire plaisir, aux courses aujourd'hui je me suis lâchée pour des patates et du fromage ! Je vais me régaler je le sais ! Bon d'accord ce n'est pas dans la liste des 'parfaits' n'empêche que ce ne sont pas des gâteaux ! Ce n'est pas de la glace non plus !! Je suis tellement contente !!»

«   Je me suis disputée hier et j'ai fini ma soirée avec un paquet de bonbons évidemment... et ce matin j'ai droit à des grands sourires et tout va bien et je me dis qu'il se pourrait bien qu'il y ait un lien entre mes petites émotions et ma grosse fourchette....»

« Encore un tour dans le grand huit ! Je pourrais l'avoir construit tellement je le connais par cœur ! J'vais encore être à reboulonner à la petite cuillère... je liste depuis hier tout ce que je mange, j'en ai mal aux yeux c'est horrible !!»

« Ce matin, j'ai CROISé un distributeur ! Comment je l'ai snobé ! Après je m'en suis éloignée vite fait ! Ne pas prendre trop de risque quand même ! Mais ça m'a fait du bien !»

« Comme je travaillais tout l'après-midi, j'avais préparé de quoi mangé. J'ai remarqué que je n'avais pas eu de sautes d'humeur comme ce fut souvent... et lorsque j'ai commencé à être fatiguée c'est juste parce que j'étais vraiment fatiguée...»

« J'ai encore fait des bêtises... c'est juste de la bêtise au départ parce que je me crois plus forte que je le suis, ensuite je me laisse happée et finalement je suis perdue...»

« Je préparais une salade de fruits et je n'en ai même pas grignoté la moitié en la préparant ! Même pas goûter le kiwi ! Même pas croquer la banane ! Je vais me régaler demain ! Mais ça me laisse un peu en plan... c'est bouleversant mais c'est chouette ! »

«	J'ai lu un article traitant de la dépendance au sucre, dans lequel nous sommes considérés autant intoxiqués que le sont ceux qui se brûlent par l'alcool ou l'héroïne... »
Cela me permet de relativiser mes écarts de cet après-midi tout en ajoutant un nouvel éclairage à ma démence de toxico... ça fait bizarre de mesurer une telle information...»

«	Me revoici plongée en plein sabotage et cela me fait de la peine. J'en ai mangé un, deux, trois. A la suite. Puis j'y suis retournée. Encore. Sans faim. Sans frénésie. Mais sans cerveau non plus... je ne résiste pas suffisamment ou je ne me sens pas dans la nécessité de me battre car j'ai mélangé volonté et facilité ? Je ne sais pas comment encaissé tout cela. Je me sens si stupide.»

«	Je tourne en rond depuis tout à l'heure, mais je n'ai pas faim pourtant alors je me prépare zou je sors, je vais me faire un ciné, ça sera bien mieux !»

«	Je serai dans la salle d'attente avec les distributeurs de bonbons cet après-midi... Alors je vais me tester. Je veux galérer suffisamment pour être fière de moi ce soir. Je sais que miss Facilité n'est pas de mon côté mais j'ai des pompons de supporters hyper puissants ! Je ne vais pas rester devant quand même, bien sûr, je vais stratégiquement m'assoir à l'écart mais ce soir je saurai...»

« Chaque jour, un petit pas à la fois... je me concentre sur l'horizon pour ne pas tomber chaque fois que je trébuche... c'est compliqué de mettre toutes les infos dans l'ordre...»

« Je crains de devenir différente. Différente de moi maintenant parce qu'il m'arrive parfois de me trouver pas mal quand je suis dans un bon jour (en global et de pas trop près hein..) je suis bloquée par le fait de ne pas savoir...je ne sais pas comment pourrait être ma vie sans ce gros 'détail'. D'ailleurs mes proches m'aiment 'comme ca'... j'ai parfois entendu « tu as changé ! » mais jamais avec un pti « wouhaou ! », toujours avec la tête penchée dans un pti air intrigué. Je suis peut-être plus fragile que je le crois... je suis vissée dans mon corps actuel par la peur du changement... »

« Lorsque je rame trop à perdre quelques grammes et que je finis par me ruer sur les bonbons je me dis maintenant que ça irait peut-être plus vite que je mange tant que mon corps explose et que toutes les saletés se dispersent dans l'espace et hop, il ne resterait alors que mon corps parfait !! »

«   J'ai mangé plein de cochonneries ce matin. J'avais pourtant mon repas avec mais je n'ai pas osé en mangé juste quelques bouchées. J'ai donc laissé passer et continuer à discuter et puis j'ai pris un café....et une barre.... Et un autre truc... et encore...et encore....»

«   Hier soir je suis partie exprès en avance au cinéma pour avoir le temps de passer à la boulangerie qui est juste en face. Un croissant... et un pti fondant... c'était dégueu, tout gras, même pas chaud, pourtant je les ai mangés quand même... mais j'ai jeté les dernières miettes parce que ce n'était vraiment pas bon ! Et cet après-midi j'ai encore cherché des bonbons, que j'ai mangé alors que j'en avais pas vraiment envie... puis j'ai fait les courses et j'ai acheté « que » une tablette de chocolat que j'ai engloutie en rentrant, juste avant la gym...Pas étonnant si je ne fonds pas hein ?!?! Je me sens si ridicule ! »

«   Un nouveau mois qui s'annonce et comme chaque fois, je me sens dans un nouvel élan, pleine d'espoir, d'énergie, je suis prête pour tous les défis ! »

«   Je regardais un film et je me suis complètement identifiée à ce personnage qui disait « je suis malade. J'ai besoin d'aide. C'est une maladie qui ne se guérit pas mais qui se contient. Je dois rester vigilant et lutter à chaque instant... »

PLUS COMPLIQUE QUE PREVU

On commence le traitement NAET car depuis six mois de suivi nutritionnel 'classique' nous avons mis à jour les complexités de mon comportement alimentaire et ses failles que je ne suis pas capable de modifier par la seule motivation...

NAET est une méthode énergétique qui permet de libérer les blocages émotionnels qui créent des dérèglements de santé.

C'est une méthode naturelle mêlant kinésiologie et accupression, qui sans douleur, apporte des résultats époustouflants.

Entre les séances, l'organisme a besoin de temps pour rééquilibrer les choses et s'habituer à réagir de la façon appropriée. Cela peut prendre une, deux ou trois semaines mais là encore la notion de temps devient relative. Quand on en est à ce point- là, les changements sont si évidents que le traitement ne parait pas lent.

« Une marche après l'autre. Lentement. Comme au premier pas. Confiante, comme au premier exploit. »

« Chaque seconde, j'écoute ma force. Chaque heure, je m'accorde une source de fierté. Chaque jour, je gagne un défi... »

Quand on est au bord de l'eau, on regarde toujours plus loin. Il y a ceux qui attendent la vague, ceux qui ont peur de l'eau, ceux qui guettent les bateaux... mais tout le monde guette l'horizon avec un soupçon de magie car là-bas, au loin, tout est sûrement parfait...

« Qu'avant chaque bouchée, j'accorde à mon corps un peu de respect.
Qu'avant chaque nuit, je me sois accordé un peu de joie.
Qu'avant chaque faille, j'ai cherché à éviter le pire... »

Avant tout cela, j'étais au bord de la plage, et je me promenais tranquillement les pieds dans le sucre. Jusqu'à avoir du sucre jusqu'aux chevilles et c'est devenu difficile lorsque le sucre-mouvant a commencé à s'épaissir autour de mes genoux, de mes cuisses... j'ai commencé à nager vers l'horizon, espérant que toute l'eau me laverait et me permettrait ainsi d'atteindre l'autre rive. Je nage, pleine de volonté. Je nage pleine de détermination. Je nage, pleine de courage.

Même si parfois le lest m'emporte au fond, et je dois alors tout manger pour rejoindre la surface. Aujourd'hui je vois une nouvelle terre de l'autre côté de l'horizon. Le courant ne m'est pas toujours facilitateur mais j'ai déjà tant parcouru ! J'ai le droit d'être fatiguée parfois mais je continue à m'accrocher, à nager, car je sais que plus je vais m'approcher plus ça sera facile et que bientôt enfin, je pourrai me reposer sur cette île de verdure et de paix.

DANS LES MAGASINS

« Je ne cours plus dans les magasins, remplir avec frénésie mon panier juste avant ma bouche. Je suis même passée dans le rayon maudit ce matin, je les ai regardées vite fait, et je me suis sentie tellement agacée par toutes ces cochonneries aguichantes !! »

« Ma relation très biscornue avec le rayon des bonbons est devenu un point de référence. Quand j'étais 'obligée' d'y passer, d'abord pour le dévaliser, puis accrochée au caddie pour apaiser les yeux, maintenant, 'au cas où, pour vérifier qu'il est toujours là, il m'arrive même d'y passer 'par hasard' en rejoignant le rayon des salsifis !! »

« Hier, je suis allée au magasin, parce que je n'étais pas loin, mais rien ne me tentais, j'errais dans les rayons, et je me suis mise à soupirer et j'allais partir quand je me suis demander pourquoi j'étais venue et je me suis aperçue que je mangerais bien des haricots plats pour diner ! Je n'ai acheté QUE CA et je suis rentrée ! J'ai beaucoup ri en y repensant pendant que je préparais le repas ! »

« Je me suis fait super plaisir en faisant une razzia de charcuterie !! J'ai bien rigolé à la caisse en voyant au milieu de tous mes légumes mon craquage en saucisses !! »

« Je suis là, dans le rayon des sucreries et pour la première fois j'hésite. Je n'hésite pas entre deux chocolats, non ! J'hésite à en prendre parce que je n'en ai pas vraiment envie !!!! Et ça, que c'est bon !!! »

« Souvent je n'achète plus de sucreries en faisant mes courses ! Le distributeur du boulot n'est pas encore aussi facile à gérer mais j'ai bon espoir ! Ça viendra aussi !! »

« Craquage au magasin, je me suis fait vraiment plaisir ! Je me suis offert un masque de soin pour les cheveux ! C'était tellement agréable de sortir du magasin sereine, et encore plus de ranger les courses sans grignoter ! »

« Les boulangeries sont partout ! Devant la première ce matin, humm ca sentait bon ! Devant la deuxième déjà j'avais l'impression de marcher dans un nuage de beurre, bof. Mais lorsque la troisième s'est présentée je me suis sentie écœurée et à la fois soulagée au point de n'avoir même pas remarquées les suivantes ! »

« Je cherchais le prix d'un article et EVIDEMENT la machine des codes-barres est placée dans le rayons des bonbons !! Je me suis marrée quand je m'en suis rendue compte ! Avant j'aurais dû m'armer de courage et faire un gros effort pour traverser ces quelques mètres alors qu'aujourd'hui c'est en quittant cette zone de requins que je me suis moquée de moi-même avec même une certaine fierté légère je l'avoue ! »

A TABLE

« Je suis allée goûter avec une copine et devant l'étalage de gâteaux et de pâtisseries c'est pourtant une belle salade de fruits qui m'a séduite ! Oui, j'ai louché sur le gâteau au chocolat ! Mais il semblait si pâteux que ça ne valait vraiment pas les douleurs que j'allais avoir ensuite, du coup, je me suis régalée deux fois plus en étant contente de mon choix ! »

« J'étais là en train d'attaquer un bol de noisettes, à me lancer dans le grignotage, quand je me suis arrêtée ! Je me suis aperçue que j'avais faim ! Alors j'ai préparé le déjeuner ! Évidemment c'était un peu long de tourner en rond mais ça sentait bon alors j'ai patienté puis je me suis régalée ! C'est agréable d'être calme et satisfaite en étant en train de manger... »

« À midi je me suis attablée, même si je n'avais pas faim, il était temps et tout était prêt. Je me suis sentie mal lorsque je me suis aperçue que je remplissais encore et encore malgré la consciente de ne pas avoir faim... »

« Je rentre dans cette cuisine débordante de délices et sans me faire happée, je vais boire direct, puis je ressors et là je sens l'air frais, qui s'engouffre à nouveau dans mes poumons et je me sens libre… »

« Je subis les habitudes alimentaire de mon entourage et je me sens comme punie. Ce corps devenu depuis peu et très timidement un compagnon de vie , ce corps qui avance avec moi vers un peu de lumière depuis peu, je lui ai enfourné un milliard de sucres pour le dîner, je me sens perplexe, je nous sens abîmés…
A quoi sert de grimper laborieusement une montagne très escarpée si je prends l'ascenseur pour redescendre ?!? »

« Devant le distributeur, pendant que le café coule, bonbons, bonbons et bonbons remplissent ma bouche ! Dès la moitié des bonbons avalés, la gorge en feu, le bidon commence déjà à me brûler et je jette le restant ! Je constate pourtant tristement que, il n'est même pas 9heures et j'ai déjà bouclé tous mes besoins caloriques de la journée ! Je suis dégoutée de moi-même, je me sens tellement en colère ! »

« Ce matin, je n'ai pas terminé mon assiette ! Il ne restait pourtant QUE deux ou trois cuillerées mais zou dans le frigo !! »

« Les éclairs dansent autour de moi et la pluie ruisselle. Je me sens soutenue par l'univers, par ce vent qui pleure et me soutient dans son ballet… »

LE GRAND HUIT

« Sereine, guidée et soutenue. Infatigable. Fragile mais pas faible. Il est temps d'aller me coucher, hop j'enfile mes escarpins magiques, demain, un nouveau jour, un peu plus doux et léger encore… »

« Changer, bien que laborieux, ne me tracasse pas trop, par contre, bousculer mes proches en les forçant à changer leur regard sur moi est une lourde épreuve… »

« J'attends des résultats d'examens et ma sœur s'est déjà 'gentiment' moquée : super, une nouvelle excuse pour avaler n'importe quoi ! »

« Est-ce que je me sabote exprès parce que si ça marche alors je serai obligée d'être heureuse ?… »

« Je me sens prête à descendre du grand-huit et emprunter le chemin gravillonné qui se présente. (Je ne prêtant pas être capable de marcher sur un tapis de billard mais pourquoi pas essayer de sortir déjà des ornières ?… »

« Rendez-vous avec un cardiologue car des douleurs commencent à me tracasser. Heureusement rien de grave. Juste un écho que je reconnais avec angoisse...

Tout va bien, les résultats sont tous bons et rassurants.

Les douleurs sont « juste » dues à l'effort supplémentaire demandé à mon cœur pour battre parfaitement dans l'emballage graisseux que je lui ai concocté... »

« Après une semaine catastrophique, je remonte tout en haut du grand-huit, regonflant ma volonté et mon espoir ! Même si je crois m'envoler en déployant mes ailes, je sais bien que je brasse beaucoup d'air... »

« Alors que j'étais inquiète je me suis blottie dans un paquet de biscuits croquants ! Ce sourd tracas gronde en moi de descendre un jour de ce flipper automatique ... »

« Je suis terrifiée, je me sens affaiblie, j'ai peur de ne pas y arriver, je me sens comme en suspens, marchant sur un fil de funambule, risquant chaque instant de glisser dans le gras et le tourment... »

« Au fil des pesées, de pertes en prises, bien qu'au total j'en ai repris des tonnes, j'ai perdu AU TOTAL près de la moitié de mon poids global !! Si j'arrêtais ce manège, j'aurais atteins mon objectif depuis longtemps !! »

« Je vois bien que c'est des légumes que je grignote maintenant pourtant je me sens triste, très souvent et je ne comprends pas... »

MON CORPS

« Devant le distributeur, je prends une barre, une deuxième, une autre...mais après complètement en vrac, la gorge qui brule, l'estomac qui swingue et tellement envie de dormir... »

« En voyant chez des tout-petits les effets des variations du taux de sucre, je me sens effrayée ! Tel était mon fonctionnement aussi pendant si longtemps ! Je suis désemparée et je ne sais pas comment réagir, en entretenant le drame sous-jacent ou en sonnant la trompette ?? »

« Mon corps est un peu lasse, j'ai l'impression d'être en dehors de moi et de ne pas avoir branché la bobine au moteur. Je pédale, je pédale, je pédale, et du même temps j'observe au ralenti le monde qui tourne... »

« Depuis toujours je suis assez mal à l'aise avec les gens que je ne connais pas, et je viens de rencontrer une nouvelle moi dans les miroirs... je ne sais pas vraiment comment m'apprivoiser... »

« Aussi surprenante qu'inconfortable, je me trouve dans une position nouvelle en remarquant la finesse de la limite si fragile entre mon sourire et ma peur. Une glissade est si vite arrivée... Il me manque encore juste les crampons à installer pour stopper les dégâts rapidement ... »

« Je fais sérieusement de la course à pied, motivation et énergie au top ! Mais le mental c'est plus dur... hier encore, j'ai eu ce besoin de remplir... Enclenché par une montée d'angoisse, la mauvaise phrase au mauvais moment, une folle spirale et le ciboulot qui s'emballe... »

« Ça allait plutôt bien dans mon nouveau jean ! Puis je me suis mise à trembler et j'ai senti la peur m'envahir alors je me suis précipitée sur un paquet de gâteaux... »

« Après tout ce que j'ai déjà traversé, ça peut paraitre peu. Apres toutes les catastrophes dépassées, les crises terrassées, on pourrait se demander pourquoi je râle encore. Malgré tous les yoyos, tous les grands huit, je reste courageuse et je ne veux pas cesser de combattre mes démons. »

« J'ai ramené cinq kilos de mon gros weekend ! Une horreur ! Tout un mois de gâché ! C'est trop nul !! »

« J'avais déjà entendu que si je tombe parfois c'est que je suis entrain d'avancer : et maintenant j'entends que c'est uniquement lorsque l'on sort de sa zone de sécurité que l'on peut avancer !! Je vous assure que vu les égratignures et les inconforts que j'accumule oh oui j'avance !!! »

« Je ventile le plus possible le nuisible et l'inutile car quand je fais les choses bien alors de belles choses se passent ! En effet, au fil des séances, mes compulsions ont perdues leur intensité, se sont espacées, et enfin aujourd'hui, plus de frénésie, plus de nécessité !!

« Mon objectif de poids n'est pas encore atteint mais je me sens plus en sécurité dans mon corps. Je n'y suis pas encore heureuse mais je le comprends. Je suis prête à aller encore plus en avant. Ma nutritionniste continue à me soutenir et m'accompagner pour que mon assiette soit mon alliée. Dans un même temps, je vais bénéficier de l'aide d'un thérapeute comportementaliste. Mon corps est maintenant réparé mais il a atteint ses limites. Il ne peut rien faire de plus avant d'être réconcilié avec ma tête. »

« Toute impression de régression ou même de tourner en rond annonce souvent une nouvelle étape, un profond passage de transformation. Il parait même que c'est un processus naturel qui se produit régulièrement et permet ensuite de mieux avancer. Le doute, le découragement font partie du processus d'évolution. C'est le début d'accepter de lâcher prise sur le contrôle, de vivre la confusion... »

APAISER LA TÊTE

Le passé à rempli son rôle et m'a mené jusque là. Il est temps maintenant d'accueillir le renouveau. Pour cela je dois me confronter à quelque chose de plus profond, un changement intérieur obligatoire pour mon mieux-être. C'est à moi de changer de cap car ma sécurité, mon honneur et la direction que je veux donner à ma vie sont concernés.

Je suis d'abord soulagée que ce thérapeute ne porte pas sur lui le cliché du psychologue ou du psychiatre avec l'étiquette 'minimum dix ans' mais je ne sais pas trop à quoi m'attendre pour autant. Il m'explique que son but est que j'aille mieux MAINTENANT ! Il n'a que faire de ce qui a pu me traumatiser dans l'enfance ou quelle carence m'aurait bouleversée pendant mon adolescence, il veut m'aider à vivre avec et surtout à vivre enfin bien.

De son côté, il ne sait pas trop non plus ce que contient mon paquet empoisonné. J'essaye de lui expliquer succinctement l'ampleur de mon désarroi face à mon problème avec « la bouffe » :je mange trop et surtout, de façon terriblement excessive, du sucre.

J'apprends à me connaitre. Je me regarde agir. Je commence à me comprendre...

Je n'imaginais pas qu'une telle aventure soit si surprenante, si bouleversante, ni, surtout, qu'elle me rende enfin l'accès à une vie apaisée...

Pour s'engager envers soi-même, lorsque l'on est enfin sûr de vouloir fonctionner différemment, il faut beaucoup de patience. J'ai appris à devenir tolérante, non plus envers le dédain dont je croyais être l'objet, ni pour les appâts qui m'obsédaient mais de la tolérance envers moi-même et mes faiblesses.

J'ai parfois du mal à entamer les exercices car c'est une chose de savoir qu'il y a de la poussière, c'en est une autre de la regarder et une autre encore de la nettoyer...

J'ai appris à m'accorder à moi-même tout ce que je quémandais à l'extérieur. Je n'avais jamais crû mériter plus que ce dont j'étais capable de donner. Si, maintenant, je donne toujours autant que possible aux gens que j'aime, je m'habitue à ne plus m'en donner moins...

Cette thérapie m'a bien des fois brulé les yeux ! Me permettant de regarder le pire de moi, me poussant à déchirer les couvercles et les barricades grâce auxquels je croyais me protéger ! Alors que j'étais enfermée dans mes mirages, je sais que je suis enfin capable de poser mes limites où je veux puisqu'il s'agit de MA vie !!!

Je vais bien aujourd'hui.

Volontairement je ne dis pas « je suis guérie ». Bien que j'ai eu besoin d'aide et besoin d'être soignée pourtant.

Mais je n'étais pas envahie par les microbes ou bien le réceptacle d'un virus contagieux ! Je me suis moi-même servie de mes peurs pour me protéger de tout ce qui me semblait agressant.

C'est pour cela que je ne suis pas « guérie » et que toute ma vie je resterai concernée par l'étalage des sucreries, comme un souvenir, mais pas comme une menace.

La peur, la jalousie, la joie, l'amour sont des sentiments qui font partie de notre palette émotionnelle. Ils nous sont utiles au quotidien, afin de vivre et de vivre ensemble. Comme pour tout, le véritable ennemi est l'excès.

J'ai laissé un déséquilibre s'installer et je l'ai ensuite comblé de la façon la plus efficace pour moi.

J'ai conscience qu'une partie de ma vie s'achève et je garde un peu d'appréhension face à toutes les possibilités qui s'ouvrent devant moi...

Comme à l'aube de chacune des étapes dans nos vies. Le changement d'école, le premier déménagement, le premier voyage, le premier départ...

J'ai longuement préparé mon voyage, j'ai minutieusement arrangé mes bagages, je suis installée dans le train qui m'emmène où je l'ai choisi, mes compagnons de route rendent le trajet plus agréable, et malgré les secousses, les retards et les péripéties, j'ai hâte d'arriver !

L'être humain n'est pas tout seul.

Lorsque l'on vit en difficulté avec les autres, on vit souvent difficilement aussi avec soi-même.

Il faut alors oser faire le premier geste. Prendre cette main tendue.

Il y a forcément quelqu'un qui sera capable de te comprendre et de t'aider. Et quand tu sais vraiment ce que tu veux, tu y arriveras.

Etre accompagné, être guidé, être soutenu, n'est pas une faiblesse ! C'est une chance !

Sincèrement, bon courage à tous !
...si vous choisissez la liberté vous en aurez bien besoin !

J'ai écris ce livre avec les mots communs du réel. Il est donc possible que vous puissiez me reconnaitre. L'une de vos proches ? Un de vos amis ? Une sœur ? Peut-être vous-même ?

Puisse-t-il vous apporter un peu de réconfort, un peu d'espoir, ou même vous permettre de comprendre autrement le malaise des gros qui luttent. Mais à vous, qui tenez ce livre entre vos mains, puisse-t-il vous apportez ne serait-ce qu'un peu du soulagement que j'ai ressenti en l'écrivant...

J'ai pris à cœur de raconter après chaque grosse étape, faire le point, pour être au plus près de mes tourments et de mes joies.

J'ai longtemps croqué les tablettes plus goulûment que la vie, mais les gars, elle est belle la vie !!

N'en ayez plus peur, et savourez tant qu'elle est là !!

Merci à mon clan car avec huit paires de coudes bien serrés on sait où trouver une force infinie.

Merci et surtout Bravo à Brigitte CHEYROUX, une nutritionniste formidable et étonnante mais surtout une fée qui m'a appris tant.

Merci à Thierry LE TURDU, un thérapeute hors du commun qui a pris le temps d'arranger mes lunettes de VIE et m'a poussé à regarder avec.

Merci à tous les gens qui rendent la vie de leurs proches un peu plus douce.

Merci à tous les thérapeutes qui osent suivre leur vocation et nous donnent ainsi une chance.

Bravo à tous ceux qui ont le courage de tendre la main et de ne pas la retirer avant qu'on puisse la lâcher...

Table des Matières

FSC
www.fsc.org
MIX
Papier | Fördert
gute Waldnutzung
FSC® C083411

Kolibri 360 GmbH
Ferdinand-Jühlke-Straße 7
99095 Erfurt, Deutschland
produktsicherheit@kolibri360.de

Druck:
CPI Druckdienstleistungen GmbH
im Auftrag der
Kolibri 360 GmbH
Ferdinand-Jühlke-Str. 7
99095 Erfurt